AF509662

COMITÉ CENTRAL FRANÇAIS

POUR

CONCOURIR AU SOULAGEMENT DES BLESSÉS

SUR LES CHAMPS DE BATAILLE

ET DANS LES HOPITAUX.

INVITATION

A LA FORMATION DE SOUS-COMITÉS.

SECRÉTARIAT DE LA COMMISSION PROVISOIRE,
Rue de Las Cases, 9.

PARIS

IMPRIMERIE DE A. GUYOT ET SCRIBE

RUE NEUVE-DES-MATHURINS, 18.

1865.

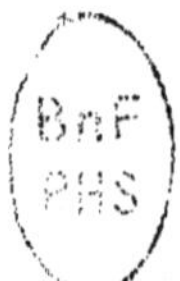

COMITÉ CENTRAL FRANÇAIS

POUR CONCOURIR AU SOULAGEMENT DES BLESSÉS

SUR LES CHAMPS DE BATAILLE

ET DANS LES HOPITAUX

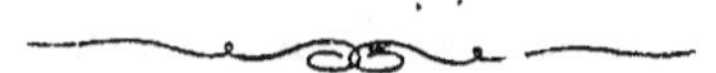

L'Europe, il faut le reconnaître, doit à la persistance de louables efforts d'avoir été préservée, depuis près d'un demi-siècle, du fléau des conflagrations générales. Toutefois, lors même que la guerre éclate plus difficilement sous l'influence des intérêts qui la redoutent, elle est toujours menaçante, et son rôle n'en est pas moins persistant au sein des nations les plus civilisées.

Résignons-nous donc a compter longtemps encore avec les passions humaines qui tranchent les nœuds gordiens par l'épée. Mais, en appelant de tous nos vœux le règne assuré de la paix, n'acceptons dès à présent l'héritage du passé que dans les conditions de la guerre qu'il nous est impossible de répudier. Impuissants contre ses inévitables calamités, cherchons du moins à en atténuer les plus douloureuses conséquences.

« Trois siècles de civilisation ont donné à l'Europe un
« droit des gens, que, selon l'expression d'un écrivain il-
« lustre, la nature humaine ne saurait assez reconnaître.

« Ce droit est fondé sur le principe que les nations doi-
« vent se faire : *dans la paix le plus de bien, et dans la*
« *guerre, le moins de mal qu'il est possible.*

« D'après la maxime que la guerre n'est point une re-
« lation d'homme à homme, mais une relation d'État
« à État, dans laquelle les particuliers ne sont ennemis
« qu'accidentellement, le droit des gens ne permet pas que
« le droit de guerre et le droit de conquête qui en dérive,
« s'étendent aux citoyens paisibles et sans armes, aux ha-
« bitants et aux propriétés privées, etc.

« *Ce droit, né de la civilisation en a favorisé les progrès.*
« C'est à lui que l'Europe a été redevable du maintien et
« de l'accroissement de sa prospérité, au milieu même des
« guerres fréquentes qui l'ont divisée. »

Si ces généreux principes, renfermés dans une dépêche
de M. de Talleyrand du 20 novembre 1806, n'ont reçu,
malheureusement que peu d'applications réelles depuis
cette époque, c'est une raison de plus pour les rappeler au
moment où quinze puissances viennent de leur donner
une sanction éclatante par la Convention internationale de
Genève du 22 août 1864 *pour l'amélioration du sort des mi-*
litaires blessés dans les armées en campagne.

La conclusion de ce traité, qui assure la *neutralisation*
des ambulances et des hôpitaux entre les puissances contractantes, est indépendante de l'insuffisance des services

hospitaliers, insuffisance plus ou moins attestée et signalée dans les guerres récentes.

Toutefois, il ne serait pas équitable d'attribuer à toutes les organisations sanitaires de ce qu'il faut imputer en grande partie à des circonstances nouvelles. La sollicitude des grands commandements et des chefs de corps de nos armées n'a pas besoin d'être rappelée ; elle est aussi connue que les mérites d'une intendance militaire que sa supério· rité met à l'abri de tout reproche. C'est donc surtout dans un plus grand développement des sympathies pour les souffrances humaines, et dans un louable élan des initiatives individuelles, qu'il faut chercher les causes du mouvement des esprits, en présence de l'insuffisance qui trompe aujourd'hui les anciennes prévisions.

Une longue paix continentale, sans grands conflits européens de 1815 jusqu'à la guerre de Crimée, ne pouvait être perdue ni pour l'art de la guerre, ni pour les conquêtes pacifiques de la civilisation. Quand la science donne aux armées de terre et de mer de nouveaux engins de destruction plus formidables, la philanthropie s'émeut et s'impose de nouveaux devoirs. Elle a le droit de ne pas considérer des armes de plus en plus redoutables comme un moyen d'en finir plus vite avec la guerre. Sans contester la valeur des chiffres qui démontrent que de toutes les batailles, depuis Hochstedt, à l'exception d'une seule, celles de Solférino et de Magenta ont été les moins meurtrières (1),

____

(1) Tableaux de Kausler.

il suffit à la philanthropie de voir des blessures plus graves pour y reconnaître les armes nouvelles. Et lorsqu'elle entend des gémissements plus douloureux, lorsque les épisodes ordinaires de la guerre se reproduisent aussi sanglants, où trouverait-elle sur les champs de bataille les satisfactions qu'elle a le droit de réclamer ?

L'insuffisance des secours dans la campagne d'Italie doit-elle être attribuée à des concentrations plus promptes, à des chocs redoublés plus imprévus ? Les armes rayées n'ayant amené aucun changement dans les formations tactiques, l'impétuosité de la baïonnette aurait-elle produit seule des effets tellement meurtriers ? Les premiers essais de l'artillerie nouvelle ont-ils aussi contribué à l'encombrement des blessés, conséquence naturelle de luttes moins prolongées ? Autant de questions plus incertaines, jusqu'à présent, que l'influence incontestable du rôle nouveau des chemins de fer, du télégraphe et des flottes à vapeur sur les guerres actuelles.

Mais ce qui n'est surtout pas douteux, c'est l'influence qu'exercent ces mêmes communications rapides et presque instantanées sur les sympathies générales réveillées par de glorieuses souffrances. Les bulletins ne sont plus des échos lointains des batailles. On y assiste en quelque sorte. Les coups meurtriers frappent au cœur les familles. Les inquiétudes pour les blessés et les moyens si faciles qui s'offrent pour aller les secourir expliquent comment et pourquoi on ne se résigne plus à accepter passivement aujourd'hui ce qu'il était convenu de considérer jadis comme les maux inséparables de la guerre. L'adoucissement graduel des mœurs et des lois, l'habitude de la bienfaisance sous toutes les formes, devaient naturellement nous rendre plus sensibles aux dures et sanglantes épreuves des armées, en même temps qu'un respect toujours plus grand pour la vie humaine est un des titres les plus réels dont s'honore la civilisation moderne.

C'est à ce sentiment général, ravivé au premier coup de canon de chaque nouveau conflit, qu'il faut attribuer l'impression produite par un simple récit que M. Henry Dunant (de Genève) a publié sous le titre de : *Souvenir de Solférino*. Ce livre eut d'autant plus de succès que l'auteur, ému par les souffrances qu'il avait eues sous les yeux dans nos hôpitaux, raconte le bon accueil fait à quelques faibles secours volontaires, non-seulement par les blessés, mais aussi par un des corps sanitaires les plus savants et les plus dévoués de l'Europe. L'ouvrage fut bientôt traduit en plusieurs langues, et les conclusions, tendant à l'organisation de secours auxiliaires, ont été presque partout adoptées avec une admirable unanimité.

M. Dunant formulait trois propositions : obtenir des gouvernements la neutralisation complète des services de santé ; — former en tous pays des comités permanents chargés de préparer des secours pour l'éventualité d'une guerre ; — former des corps d'hospitaliers volontaires.

Ces propositions, d'abord adoptées par la *Société d'utilité publique* de Genève, qui constitua le premier comité, furent ensuite accueillies avec empressement au Congrès de statistique de Berlin, présidé par M. le comte d'Eulenbourg. Quelques mois après (octobre 1863), le comité de Genève provoquait une Conférence où seize États européens envoyèrent des délégués. Cette Conférence, présidée par M. le général Dufour, adopta une résolution formulée en dix articles qui développaient les propositions de M. Dunant. Les délégués du gouvernement français, désignés par S. Exc. M. le maréchal ministre de la guerre, étaient M. de Préval, sous-intendant de la garde impériale, et M. le docteur Boudier, médecin principal.

De nombreuses adhésions sont parvenues depuis au Comité international. Nous plaçons au premier rang, parmi les témoignages de sympathie accordés à l'œuvre nouvelle, la lettre suivante que S. M. l'Empereur a fait adresser à M. Dunant par M. le colonel Favé.

« MONSIEUR,

« L'Empereur a pris connaissance des vœux émis par la
« Conférence internationale qui vient d'avoir lieu à Genève,
« sous la présidence de M. le général Dufour, pour étudier
« la question des secours internationaux à donner aux mi-
« litaires blessés sur les champs de bataille.
« Sa Majesté approuve hautement l'objet de la Confé-
« rence et les vœux émis pour l'accomplir. Elle désire con-
« courir à votre OEuvre en favorisant la formation d'un
« Comité de secours que vous cherchez à constituer ac-
« tuellement à Paris, et Elle vous autorise bien volontiers

« à faire connaître toutes les sympathies qu'Elle éprouve à
« cet égard.

« L'Empereur m'a, en outre, chargé d'écrire à S. Exc.
« le maréchal ministre de la guerre pour qu'il autorise
« quelques officiers d'un grade élevé dans l'armée à faire
« partie du Comité que vous organisez.

« Je vous prie d'agréer mes sentiments dévoués,

« Le colonel aide-de-camp,

« Signé Favé. »

« Paris, 21 décembre 1863. »

L'influence que devait exercer cet auguste patronage s'est
manifestée par l'acceptation, presque universelle, de l'in-
vitation adressée aux gouvernements de tous les peuples
civilisés par le Conseil Fédéral Suisse si hautement ap-
puyée par la France. Le Congrès ouvert le 8 août dernier à
Genève, a offert le premier exemple d'une Conférence internationale européenne provoquée par un simple particulier.
Seize puissances s'y trouvaient officiellement représentées,
savoir : Bade, Belgique, Danemark, Espagne, États-Unis,
France, Grande-Bretagne, Hesse grand-ducale, Italie, Pays-
Bas, Portugal, Prusse, Saxe royale, Suède et Norwége,
Suisse et Würtemberg.

Quatre d'entre ces États, la Grande-Bretagne, les États-
Unis, la Saxe et la Suède n'avaient pas accrédité leurs délégués avec des pouvoirs suffisants pour signer le traité ;
mais ils se sont réservé la faculté de signer au protocole,

faculté dont viennent de faire usage : l'Angleterre, les Etats-Unis d'Amérique, la Suède, le Brésil, le Mexique, la Grèce et la Turquie.

Le protocole restera ouvert à Berne et il est permis d'espérer que toutes les Puissances civilisées viendront successivement donner leur adhésion au *Traité de Genève*, qui demeurera dans les siècles futurs comme un monument des idées d'humanité qui honorent notre époque.

Si la Suisse a eu l'honneur de provoquer une entente internationale sans exemple dans l'histoire, la France peut revendiquer celui de lui avoir préparé la voie par trois initiatives qu'elle a prises dans le même esprit : la proposition du maréchal de Noailles en 1743, acceptée par le général anglais comte de Stair ; celle du marquis de Barrail en 1759, acceptée par sir Henri Seymour Conway ; et celle du général Moreau en 1800, repoussée par le général Kray (1).

Mais quel que puisse être le bienfait d'un accord si nouveau et si général entre nations, sa signification présente et ses promesses pour l'avenir, il n'atteindrait qu'imparfaitement son but sans le concours des dévouements individuels et l'organisation des associations nationales privées. Aussi des comités se sont-ils formés, ou sont-ils en voie de formation, dans toutes les capitales et plusieurs villes de l'Europe et du nouveau monde.

(1) A ces traités de neutralisation, il faut ajouter celui aussi de 1759, entre la France et le roi de Prusse. Les stipulations les plus larges assuraient les soins des blessés de part et d'autre, ainsi que leur renvoi sous la sauvegarde des généraux. On ne pouvait faire prisonniers les commissaires des guerres, les aumôniers, non plus que les médecins, chirurgiens, infirmiers, servants et autres individus affectés au service des malades.

En faisant le même appel à la création de semblables comités dans toutes les parties de la France, en acceptant les mêmes principes généraux, nous nous réservons de soumettre les moyens d'atteindre le même but, à l'étude préalable, qu'exigent à la fois une œuvre aussi nouvelle et ses rapports avec notre administration militaire et sanitaire. Cette étude embrassera, également tous les théâtres de la guerre où les secours auxiliaires ont déjà reçu la sanction de l'expérience. Nos sœurs de charité avaient devancé, dans les hôpitaux de la guerre de Crimée, miss Nightingale, miss Stanley et les dames anglaises dont le dévouement rivalisait avec celui de trois cents dames envoyées à l'armée russe sous les auspices de Mme la grande-duchesse Hélène Paulowna. Nos sœurs étaient là déjà un modèle d'organisation secourable particulier à la France. Et quel plus éclatant témoignage pouvaient-elles recevoir de la haute et respectueuse estime dont elles jouissent, que cet appel fait depuis par l'étranger à leur dévouement au moment où éclatèrent les premières hostilités dans le Schleswig!

L'ouvrage de M. Dunant nous apprend les soulagements que les blessés de l'armée alliée d'Italie trouvèrent dans quelques secours volontaires improvisés et le dévouement d'un certain nombre d'Italiens des deux sexes. La guerre de l'Amérique du Nord fournit un exemple frappant de la rapidité et de la puissance de l'initiative des secours volontaires dans un Etat, sans armée permanente, envahi subitement par la guerre. Dans un pays où rien n'était prévu pour des services sanitaires sur une échelle aussi gigantesque, plus de trente mille Comités se sont formés seulement dans le Nord. On aurait pu croire le Danemark et l'armée alliée allemande également pris au dépourvu, en voyant des étudiants, infirmiers volontaires, relever les blessés jusque sous le feu de Misunde, la confrérie protestante du Rauhe-Haus de Hambourg y porter des secours, et les chevaliers de Saint-Jean installer un hôpital à Kiel et le desservir.

L'Espagne, qui devait reconnaître de son côté l'insuffisance de son service sanitaire dans sa campagne du Maroc, était représentée à la première Conférence de Genève par le docteur Landa, chirurgien-major du corps de santé de l'armée espagnole. A l'occasion de l'ordre de Saint-Jean de Jérusalem, qui vient de prendre au-delà des Pyrénées sa large part dans la direction de l'Œuvre, nous ferons remarquer un trait caractéristique dont l'heureuse affinité avec l'esprit de la Conférence internationale de Genève est d'un heureux augure.

Un hôpital fut le berceau de l'ordre hospitalier et militaire de Saint-Jean de Jérusalem. Fondé par le zèle pieux de la charité chevaleresque des croisades, cet ordre a conservé sa foi dans la mission charitable de son origine au travers des siècles et des ruptures religieuses. Le prince Henry XIII de Reuss, délégué par S. A. R. le prince Charles de Prusse, grand-maître de l'ordre allemand réformé, représentait cet ordre à la Conférence de Genève, en même temps que l'Infant don Sébastien, grand prieur de Saint-Jean, langue de Castille, demandait à S. M. la reine Isabelle de faire pour l'Espagne ce que la Prusse a fait à Berlin pour le bailliage protestant de Brandebourg. C'est ainsi que les deux rameaux séparés par le protestantisme se rapprochent sous nos yeux pour nous montrer l'Espagne de Philippe II et la Prusse de Frédéric se confondre aujourd'hui dans une même pensée de charité universelle (1).

Les Comités qui se sont formés à Londres, à Bruxelles, en Hollande, en Italie, et ailleurs encore dans les deux Mondes, attendaient, comme nous, les décisions qui ont été prises à Genève le 22 août, et le traité signé par les représentants officiels des gouvernements, pour s'y conformer dans tout ce qui touche aux questions internationales. A l'égard de l'organisation qui appartient aux Comités nationaux, chacun prend les résolutions qui s'accordent le mieux avec les institutions et les conditions particulières du pays qu'il associe à l'œuvre générale. Nous suivrons cet exemple, et sans préjuger des questions complexes qui exigent une étude approfondie, nous sommes assurés d'avance de l'appui qui nous facilitera les moyens de les résoudre. Nous en avons dit assez pour ne laisser aucun doute sur l'urgence de suppléer à l'insuffisance par des secours volontaires. Les finances des États sont peu disposées à solder l'excédant de personnel hospitalier que plusieurs circonstances imposent aujourd'hui

---

(1) Dès 1852, M. le comte Félix de Bréda, lieutenant-colonel de cavalerie, proposait pour la France la création d'hospitaliers militaires sous la forme d'un ordre religieux. Cet officier supérieur a publié récemment une brochure intéressante où sa pensée se trouve reproduite dans l'esprit général du projet actuel. *E. Dentu, Palais-Royal.*

au passage du pied de paix au pied de guerre. Les dispositions à l'égard des blessés se manifestent par des secours, et des adoucissements de diverses sortes, qui exigent une direction dont la nécessité n'est pas moins généralement reconnue. Il ne saurait donc y avoir de divergences que sur les meilleurs moyens à employer pour atteindre le but dans les meilleures conditions possibles, et sur ce point l'accord ne saurait se faire longtemps attendre.

C'est afin d'y marcher par la voie la plus sûre que nous avons sollicité la désignation, par S. Exc. M. le maréchal ministre de la guerre, pour faire partie de notre Comité, d'officiers-généraux et de fonctionnaires de l'intendance, dont les lumières nous seront précieuses dans une œuvre aussi nouvelle. A cette marque d'intérêt bienveillant pour notre OEuvre, M. le maréchal Randon y joint celle d'en accepter la présidence honoraire.

On trouvera, plus loin, les statuts généraux du Comité central de Paris; les résolutions prises à la suite du congrès de Berlin du 15 septembre 1863; celles de la conférence internationale de Genève d'octobre 1863; et la convention du 22 août 1864 (1).

Le Comité français adhère (2) aux principes généraux proclamés par la Conférence internationale de 1863. Il ap-

---

(1) Voir aux pièces justificatives.

(2) L'adhésion du Comité aux principes généraux de la Conférence de Genève ne l'engage sur aucune des questions spéciales qu'il se propose d'étudier au point de vue français. Les améliorations dont pourrait être susceptible le service sanitaire des armées en campagne ont déjà préoccupé, à la suite du Congrès de Ge-

plaudit sans restriction à la Convention diplomatique du 22 août 1864. Il sympathise avec le but des Comités qui se sont formés en Europe et en Amérique. Mais il ne saurait accepter sans réserves les tendances de quelques publications étrangères à confondre dans le même anathème les incontestables horreurs de la guerre et son rôle glorieux dans le rude travail de la civilisation. A l'occasion des tempéraments proposés par une sage philanthropie, les meilleures intentions ne justifient pas l'exagération qui fausse l'évidence de l'histoire aux dépens de la cause même qu'on prétend servir. La France a trop souvent abrité sous son drapeau les plus nobles conquêtes de la civilisation, elle a soutenu trop de luttes généreuses pour qu'il soit permis à un Comité français de tout maudire dans la guerre. Nous ignorons quels bienfaits une paix qui ne sera jamais troublée réserve à d'autres siècles. Le nôtre est malheureusement soumis aux inexorables luttes dont les sociétés modernes sont loin d'entrevoir le terme. L'accusation de sanglante barbarie dont on frappe la guerre rejaillit sur les armées, qui sont encore, non-seulement une des gloires, mais le premier soutien de l'édifice social. Tout ce qu'elles renferment de mâles vertus, de modestes dévoûments, de sacrifices au devoir, et, surtout aujourd'hui, de savoir et de patriotisme, font d'elles une des

nève, la Société d'Économie charitable de Paris. On lira, aux pièces annexées, un rapport de M. le comte de Lyonne. (Séance du 7 mars 1864, présidence de M. le vicomte de Melun.) Les conclusions de ce remarquable rapport, adoptées à l'unanimité, sont pour le Comité une de ces lumières dont il est heureux de pouvoir s'entourer.

plus sûres garanties de cette civilisation qui n'a rien à gagner et beaucoup à perdre aux entraînements irréfléchis des utopies prématurées.

C'est en repoussant ce que renferment d'intempestif des considérations accessoires ou des mesures sans application pour la France, que nous aimons surtout à retrouver dans tous les écrits qui nous sont parvenus cette même pensée, aussi générale qu'elle est juste, exprimée sous toutes les formes : que l'adoucissement des souffrances de la guerre est aujourd'hui le devoir universel imposé par la civilisation chrétienne à tous les peuples, en même temps que l'extinction des haines nationales tend à passer des cœurs dans les institutions.

Les nations qui jouissent des progrès qu'elles doivent à la guerre, peuvent en regretter le prix, sans acquitter jamais leur dette de reconnaissance envers le soldat qui les a payés de son sang. Nous ne sommes pas de ceux qui craignent de l'amollir en le secourant. Il ne peut, au contraire, que retremper son courage et son dévouement à la patrie, dans cette expression nouvelle des sympathies générales qui le suivent dans ses héroïques épreuves et jusque sous le feu des batailles.

Indépendamment d'un haut encouragement à la formation des Sous-Comités français, la seule nature de cet appel, nous garantit qu'il y sera répondu d'une manière digne de la France. S. Exc. M. le maréchal ministre de la guerre est disposé à autoriser MM. les maréchaux à accepter les présidences honoraires des Comités qui se formeront aux

chefs-lieux de leur commandements. La création d'un
Comité lyonnais, dont la même présidence a été offerte à
S. Ex. M. le maréchal Canrobert et à M. le Préfet du
Rhône, et l'empressement d'un grand nombre de notabilités
à lui assurer leur concours, témoignent d'une adhésion
spontanée à notre OEuvre qui donne la certitude de l'accueil qu'elle trouvera dans le pays tout entier.

Pour le Comité :

Signé Le général de division DUC DE FEZENSAC

Président du Comité central.

Le comte F. DE CHABOT,

Secrétaire général.

STATUTS GÉNÉRAUX

ARTICLE PREMIER.

Un Comité central français est constitué à Paris. Il a pour objet de concourir par tous les moyens en son pouvoir au soulagement des blessés et des malades, sur les champs de bataille et dans les hôpitaux.

ART. 2.

Ce Comité, sous la présidence honoraire de S. Exc. M. le maréchal ministre de la guerre, se composera d'un président, de vice-présidents, d'un secrétaire général, de secrétaires, d'un trésorier, de membres fondateurs et de membres honoraires; il se divisera en sous-comités et sections.

ART. 3.

Le Comité organise tous les moyens d'action en personnel et en matériel. Il dirige l'instruction de ses agents et pourvoit à tous leurs besoins sur les divers points où ils sont appelés ; il reçoit les dons et secours et il en fait emploi selon les nécessités du service.

Le Comité central correspond avec les ministres et poursuit auprès du gouvernement la solution de toutes les mesures qui intéressent le fonctionnement de l'OEuvre; il provoque dans toute la France des Comités en nombre illimité et les dirige ; il correspond avec les Comités des autres pays, et spécialement avec le Comité international de Genève.

ART. 4.

Le Comité central adhère aux principes généraux proclamés par la Conférence internationale de 1863 et adoptés par les Plénipotentiaires des puissances au Traité de Genève du 22 août 1864.

Le Comité central prépare le projet de Règlement qui sera soumis à l'approbation de S. Exc. M. le maréchal ministre de la guerre; il propose de fixer la cotisation annuelle à trente francs pour les membres fondateurs et à dix francs pour les souscripteurs. Les dames seraient admises à faire partie de l'OEuvre.

Président honoraire :

S. Exc. M. le maréchal ministre de la guerre, comte RANDON.

Président :

M. le général de division duc de FEZENSAC.

Vice-présidents :

M. le général de division ALLARD, président de la section de la guerre et de la marine au conseil d'État.
S. Exc. M. le duc de BASSANO, grand chambellan.
M. F. BARTHOLONY, président de la compagnie du Chemin de fer d'Orléans
M. le général de division baron de CHABAUD-LA-TOUR.
M. le duc de CRILLON.
M. DARRICAU, conseiller d'État, intendant général.
M. le général de division comte de GOYON, aide-de-camp de l'Empereur.
M. le marquis d'HAVRINCOURT, député au Corps législatif.
M. GUIZOT, ancien ministre.
M. le général de division LEBŒUF, aide-de-camp de l'Empereur.
M. le vicomte de MELUN, président de la Société d'Économie charitable.
M. le général de division MELLINET.

Secrétaires :

M. le comte FÉLIX DE BRÉDA.
M. Augustin COCHIN.
M. le comte de FLAVIGNY.
M. le colonel HUBER-SALADIN.
M. E. LE CAMUS.
M. le comte de LYONNE.
M. Philippe de MONTBRISON.
M. Paul ROYER-COLLARD.
M. le comte Melchior de VOGUÉ.

Secrétaire général :

M. le comte F. DE CHABOT.

Trésorier .

M. Théodore VERNES.

Membres fondateurs :

M. le marquis de BÉTHISY.

M. le prince Albert de BROGLIE.

M. Élie de BEAUMONT, sénateur.

M. E. P. de Billy, inspecteur général au corps des mines.

M. E. BLOUNT, banquier.

M. le baron BRENIER, sénateur.

M. Édouard DELESSERT.

M. le comte Jules DELABORDE.

M. DEMETZ, directeur de Mettray.

M. DUMAS, sénateur, vice-président du conseil impérial de l'instruction publique.

M. le baron Charles DUPIN, sénateur.

M. Jules DUVAL, directeur de l'*Economiste français*.

M. le vice-amiral FOURICHON.

M. le vicomte de GONTAUT-BIRON.

M. Edouard HENTSCH, banquier.

M. L. JOUBERT, premier attaché au Cabinet de l'Empereur.

M. Louis KŒNIGSWARTER, membre correspondant de l'Institut.

M. le comte LEMERCIER.

M. LE ROY DE SAINT-ARNAUD, sénateur.

M. A. LUTSCHER, banquier.

M. Arthur MALLET, banquier.

M. le marquis RAYNALD de MARMIER.

M. METTETAL, chef de division à la Préfecture de Police.

M. le marquis Philippe de MORNAY.

M. A. PERDONNET, directeur de l'École impériale centrale des Arts et Manufactures.

M. le comte R. de POURTALÈS.

M. Élisée RECLUS.

M. le comte Olivier de RIENCOURT.

M. le baron James de ROTHSCHILD.

M. Albert de ROUGEMONT.

M. Charles ROBERT, secrétaire général du ministère de l'Instruction publique.

M. C. ROBERT, intendant-militaire.

M. le général de brigade vicomte de SALIGNAC-FÉNELON.

M. le vicomte SÉRURIER.

M. SAINT-MARC-GIRARDIN, membre de l'Académie française.

M. le général de division TROCHU.

M. W. WADDINGTON, membre du Conseil général de l'Oise.

le Baron Larrey.

CONGRÈS DE STATISTIQUE DE BERLIN.

En conséquence de l'accueil favorable fait à son plan dans le Congrès de statistique de Berlin, présidé par S. Exc. M. le comte d'Eulenbourg, ministre de l'intérieur de Prusse, le Comité de Genève propose, en outre de son projet de Concordat :

1° Que chaque Gouvernement de l'Europe daigne accorder sa protection spéciale et son haut patronage au Comité général national qui doit être créé dans chacune des capitales de l'Europe, et qui sera composé des personnes les plus honorables et les plus estimées;

2° Que ces mêmes Gouvernements déclarent que désormais le *personnel médical militaire* et ceux qui en dépendent, y compris les *secoureurs volontaires reconnus*, seront regardés comme personnes *neutres* par les parties belligérantes;

3° Que, en temps de guerre, les Gouvernements s'engagent à faciliter les moyens de transport du personnel et des provisions charitables que ces Sociétés enverront dans les pays envahis par la guerre.

Enfin, le Comité de Genève désire que la Conférence internationale étudie et discute les moyens de réaliser cette Œuvre éminemment humanitaire et philanthropique tout en respectant les lois, les habitudes et les usages des différentes nations de l'Europe.

Il désire également que la Conférence examine comment, dans

une lutte entre grandes puissances, on pourra porter les secours les plus efficaces sur le théâtre de la guerre, pour les ressortissants de l'une et l'autre armée, en évitant soigneusement toute idée d'espionnage et tout ce qui serait en dehors du but spécialement charitable et chrétien de cette œuvre excellente.

Le Comité de Genève espère donc que les Gouvernements de l'Europe voudront bien donner à leurs délégués à cette Conférence les instructions nécessaires à ces divers égards.

Le Secrétaire du Comité de Genève,
J. Henry DUNANT.

Berlin, le 15 septembre 1863.

RÉSOLUTIONS

DE LA

CONFÉRENCE INTERNATIONALE DE GENÈVE.

1863.

La Conférence internationale, désireuse de venir en aide aux blessés dans le cas où le service de santé militaire serait insuffisant, adopte les résolutions suivantes :

ARTICLE PREMIER.

Il existe dans chaque pays un Comité dont le mandat consiste à concourir en temps de guerre, s'il y a lieu, par tous les moyens en son pouvoir, au service de santé des armées.

Ce Comité s'organise lui-même de la manière qui lui paraît la plus utile et la plus convenable.

ARTICLE 2.

Des Sections, en nombre illimité, peuvent se former pour seconder ce Comité, auquel appartient la direction générale.

ARTICLE 3.

Chaque Comité doit se mettre en rapport avec le gouvernement de son pays, pour que ses offres de service soient agréées, le cas échéant.

ARTICLE 4.

En temps de paix, les Comités et les Sections s'occupent des moyens de se rendre véritablement utiles en temps de guerre, spécialement en préparant des secours matériels de tout genre, et en cherchant à former et à instruire les infirmiers volontaires.

ARTICLE 5.

En temps de guerre, les Comités des nations belligérantes fournissent, dans la mesure de leurs ressources, des secours à leurs armées respectives, en particulier ils organisent et mettent en activité les infirmiers volontaires et ils font disposer, d'accord avec l'autorité militaire, des locaux pour soigner les blessés.

Ils peuvent solliciter le concours des Comités appartenant aux nations neutres.

ARTICLE 6.

Sur l'appel ou avec l'agrément de l'autorité militaire, les Comités envoient des infirmiers volontaires sur le champ de bataille. Ils les mettent alors sous la direction des chefs militaires.

ARTICLE 7.

Les infirmiers volontaires employés à la suite des armées doivent être pourvus, par leurs Comités respectifs, de tout ce qui est nécessaire à leur entretien.

ARTICLE 8.

Ils portent dans tous les pays, comme signe distinctif uniforme, un brassard blanc avec une croix rouge.

ARTICLE 9.

Les Comités et les Sections des divers pays peuvent se réunir en Congrès internationaux pour se communiquer leurs expériences et se concerter sur les mesures à prendre dans l'intérêt de l'Œuvre.

ARTICLE 10.

L'échange des communications entre les Comités des diverses nations se fait provisoirement par l'entremise du Comité de Genève.

*Indépendamment des résolutions ci-dessus, la Conférence
émet les vœux suivants :*

A. Que les Gouvernements accordent leur haute protection aux
Comités de secours qui se formeront, et facilitent autant que possible l'accomplissement de leur mandat.

B. Que la neutralisation soit proclamée, en temps de guerre,
par les nations belligérantes pour les ambulances et les hôpitaux,
et qu'elle soit également admise, de la manière la plus complète,
pour le personnel sanitaire officiel, pour les infirmiers volontaires,
pour les habitants du pays qui iront secourir les blessés et pour les
blessés eux-mêmes.

C. Qu'un signe distinctif identique soit admis pour les corps sanitaires de toutes les armées, ou tout au moins pour les personnes
d'une même armée attachées à ce service.

Qu'un drapeau identique soit aussi adopté, dans tous les pays,
pour les ambulances et les hôpitaux.

Genève, octobre 1863.

Le Secrétaire de la Conférence,
J. Henry DUNANT.

CONVENTION

Pour l'amélioriation du sort des militaires blessés dans les armées en campagne

1864.

———

Son Altesse Royale le Grand-Duc de Bade ;
Sa Majesté le Roi des Belges ;
Sa Majesté le Roi de Danemarck ;
Sa Majesté la Reine d'Espagne ;
Sa Majesté l'Empereur des Français ;
Son Altesse Royale le Grand-Duc de Hesse-Darmstadt ;
Sa Majesté le Roi d'Italie ;
Sa Majesté le Roi des Pays-Bas ;
Sa Majesté le Roi de Portugal et des Algarves ;
Sa Majesté le Roi de Prusse ;
La Confédération suisse ;
Sa Majesté le Roi de Würtemberg.

également animés du désir d'adoucir, autant qu'il dépend d'eux, les maux inséparables de la guerre, de supprimer les rigueurs inutiles et d'améliorer le sort des militaires blessés sur les champs de bataille, ont résolu de conclure une convention, à cet effet, et ont nommé pour leurs plénipotentiaires, savoir ;

Son Altesse Royale le Grand-Duc de Bade, le sieur, etc.....

Sa Majesté le roi des Belges, le sieur, etc......

Etc., etc., etc,

lesquels, après avoir échangé leurs pleins pouvoirs, trouvés en bonne et due forme, sont convenus des articles suivants :

ARTICLE PREMIER.

Les ambulances et les hôpitaux militaires seront reconnus neutres, et, comme tels, protégés et respectés par les belligérants, aussi longtemps qu'ils s'y trouvera des malades ou des blessés.

La neutralité cesserait, si ces ambulances ou ces hôpitaux étaient gardés par une force militaire.

ART. 2.

Le personnel des hôpitaux et des ambulances, comprenant l'intendance, les services de santé, d'administration, de transport des blessés, ainsi que les aumôniers, participera au bénéfice de la neutralité lorsqu'il fonctionnera, et tant qu'il restera des blessés à relever ou à secourir.

ART. 3.

Les personnes désignées dans l'article précédent pourront, même après l'occupation par l'ennemi, continuer à remplir leurs fonctions dans l'hôpital ou l'ambulance qu'elles desservent, ou se retirer pour rejoindre le corps auquel elles appartiennent.

Dans ces circonstances, lorsque ces personnes cesseront leurs fonctions, elles seront remises aux avant-postes ennemis par les soins de l'armée occupante.

ART. 4.

Le matériel des hôpitaux militaires demeurant soumis aux lois de la guerre, les personnes attachées à ces hôpitaux ne pourront, en se retirant, emporter que les objets qui sont leur propriété particulière.

Dans les mêmes circonstances, au contraire, l'ambulance conservera son matériel.

Art. 5.

Les habitants du pays qui porteront secours aux blessés, seront respectés et demeureront libres.

Les généraux des puissances belligérantes auront pour mission de prévenir les habitants de l'appel fait à leur humanité, et de la neutralité qui en sera la conséquence.

Tout blessé recueilli et soigné dans une maison y servira de sauvegarde. L'habitant qui aura recueilli chez lui des blessés sera dispensé du logement des troupes, ainsi que d'une partie des contributions de guerre qui seraient imposées.

Art. 6.

Les militaires blessés ou malades seront recueillis et soignés, à quelque nation qu'ils appartiendront.

Les commandants en chef auront la faculté de remettre immédiatement aux avant-postes ennemis les militaires ennemis blessés pendant le combat, lorsque les circonstances le permettront et du consentement des deux partis.

Seront renvoyés dans leur pays ceux qui, après guérison, seront reconnus incapables de servir.

Les autres pourront être également renvoyés, à la condition de ne pas reprendre les armes pendant la durée de la guerre.

Les évacuations, avec le personnel qui les dirige, seront couvertes par une neutralité absolue.

Art. 7.

Un drapeau distinctif et uniforme sera adopté pour les hôpitaux, les ambulances et les évacuations. Il devra être, en toute circonstance, accompagné du drapeau national.

Un brassard sera également admis pour le personnel neutralisé ; mais la délivrance en sera laissée à l'autorité militaire.

Le drapeau et le brassard porteront croix rouge sur fond blanc.

Art. 8.

Les détails d'exécution de la présente convention seront réglés par les commandants en chef des armées belligérantes, d'après les instructions de leurs gouvernements respectifs, et conformément aux principes énoncés dans cette convention.

Art. 9.

Les Hautes Puissances contractantes sont convenues de communiquer la présente convention aux gouvernements qui n'ont pu envoyer des plénipotentiaires à la Conférence de Genève, en les invitant à y accéder ; le protocole est à cet effet laissé ouvert.

Art. 10.

La présente convention sera ratifiée, et les ratifications en seront échangées à Berne, dans l'espace de quatre mois, ou plus tôt si faire se peut.

En foi de quoi les plénipotentiaires respectifs l'ont signée et y ont apposé le cachet de leurs armes.

Fait à Genève, le vingt-deuxième jour du mois d'août de l'an mil huit cent soixante-quatre.

Plénipotentiaire Français :

M. Jagerschmidt, sous-Chef de Division au ministère des Affaires étrangères ;

Délégués :

M. de Préval, sous-intendant de la garde impériale ;
M. le docteur Boudier, médecin principal.

SOCIÉTÉ D'ÉCONOMIE CHARITABLE.

SÉANCE DU 7 MARS 1864.

Présidence de M. le vicomte de Melun.

La séance est ouverte à deux heures un quart.

MM. le vicomte de Melun, président; Wolowski vice-président; E. Le Camus, secrétaire général; F. Desportes et Maurice de Caraman, secrétaires, sont assis au bureau.

M. le président donne la parole à M. le comte de Lyonne pour un rapport sur les améliorations dont pourrait être susceptible le service sanitaire des armées en campagne, améliorations qui ont été étudiées par un congrès spécial réuni à Genève au mois d'octobre dernier, à l'instigation de M. G. Moynier, président de la Société d'utilité publique de Genève et de M. Henri Dunant.

M. le comte de Lyonne. — Messieurs, d'après le désir qui m'a été exprimé, j'ai examiné avec un grand soin le livre de M. Henri Dunant, *Souvenirs de Solférino*, ainsi que le compte rendu de la conférence internationale réunie à Genève au mois d'octobre 1863, pour étudier les moyens de pourvoir à l'insuffisance du service sanitaire dans les armées en campagne.

Ce congrès a été réuni à Genève à la suite des nombreuses démarches de M. H. Dunant. Cette pensée fait honneur à ses sentiments ; elle montre toute la bonté de son cœur. Il a réuni d'abord à Genève un Comité formé d'hommes honorables et animés du meilleur esprit. Un projet de Concordat en dix articles fut élaboré et soumis à une Conférence internationale, où toutes les puissances envoyèrent des délégués.

Il serait trop long, je crois, de discuter chacun des dix articles proposés ; il faudrait examiner les avis de tous les membres du Congrès, et peut-être trouveriez-vous dans la dissidence des opinions une grande difficulté à conclure.

Permettez-moi donc, Messieurs, d'abréger.

Sur une partie du projet nous serons probablement tous d'accord : c'est celle qui a trait à la formation dans chaque pays d'un Comité national, s'occupant de venir en aide au gouvernement pour lui donner le moyen d'améliorer le sort des blessés et malades des armées en campagne, par des dons en argent, et, dans certains cas, en linge et en charpie, comme cela s'est pratiqué en France lors des guerres de Russie et d'Italie. — Nous nous rangerons aussi à l'opinion des délégués, qui ont émis le vœu de voir neutraliser les ambulances, ainsi que les hôpitaux créés spécialement pour la campagne, cette neutralisation devant s'étendre sur tous ceux qui soignent les malades, soit moralement, soit physiquement.

Mais il est une question que j'ai considérée comme la question principale du Congrès, celle des infirmiers volontaires, sur laquelle je ne puis partager l'avis du Comité de Genève.

M. Dunant a voulu voir les suites d'une grande bataille ; et quand il a vu cette immense quantité de blessés, son cœur s'est ému, il s'est mêlé aux infirmiers, il a visité les ambulances ; partout il a cherché à soulager ceux qui souffraient, et il s'est demandé si ce secours individuel qu'il apportait ne pouvait être généralisé. Sa charité lui a peut-être fait voir le mal plus grand qu'il n'était ; il a voulu y porter remède, et le Congrès international de Genève fut créé par son active initiative.

Sans jeter le moindre blâme sur la généreuse pensée de **M. Du**nant, je crois qu'il n'a pas été juste envers l'administration française. Je crois qu'elle a fait tout ce qu'il était possible de faire dan s l'organisation précipitée de tous les services de l'armée, précipitation forcée par la brusque entrée des Autrichiens en Piémont. Elle a montré, du reste, ce qu'elle savait faire dans l'expé dition de Crimée, et justice lui fut bien rendue par un Anglais. M. Layard, comparant le service français à celui de l'armée anglaise, montrait notre immense supériorité, et constatait qu'après la bataille de l'Alma, le soir, tous les blessés français et russes étaient pansés et couchés aussi bien qu'on peut l'être sur la paille, souvent en plein air. En Italie après Solférino, il y avait à relever et panser nos blessés et ceux des Autrichiens, le chiffre en a été de près de 20,000 hommes. Les ambulances étaient organisées comme elles peuvent l'être en campagne, sur le champ de bataille même. Là, le premier pansement était fait, puis les blessés transportés aux grandes ambulances organisées le matin, et tout naturellement situées en arrière des lignes françaises, hors la portée du canon. Mais quand le nombre des malades est si grand, comment peut-on supposer qu'il n'y aura pas souvent des encombrements, des retards bien tristes sans doute, mais inévitables, même avec des secoureurs volontaires ajoutés à nos infirmiers ? Les chirurgiens étaient nombreux, et cependant ils étaient harassés, et dans la nuit plusieurs sont tombés de fatigue, mais pas un ne s'est arrêté ; les aumôniers et eux ont été admirables de dévouement.

Maintenant, examinons si ces encombrements, si ces retards auraient pu être évités par l'adjonction des moyens proposés par les délégués de la ville de Genève. Eh bien ! quant à moi, je ne le crois pas ; et d'abord, cette organisation de volontaires est-elle possible ? Je suppose un instant que la charité privée ait donné les fonds pour former ce corps auxiliaire, qui, d'après le projet, doit être muni de tous les moyens nécessaires pour transporter et secourir les blessés, qui devra se nourrir, se loger à ses frais, ainsi que les nombreux mulets qui devront le suivre. Il faut que ce corps marche sans gêner les mouvements de l'armée, et, en supposant qu'il n'ait que 1,000 mulets, il faut trouver des fourrages pour les nourrir, et il n'y a pas de pays au monde qui, traversé comme en 1859 par des armées de 150,000 hommes, puisse fournir la nourriture de 1,000 chevaux de volontaires, tout-à-fait indépendants de l'armée. Il faut, vous le savez, faire des marchés souvent onéreux, frapper le pays de certaines réquisitions, et souvent encore le soldat a-t-il besoin de toute son habitude pour trouver des vivres les jours où les marches, les détachements imprévus, le mettent momentanément en dehors de la sphère d'action des entrepreneurs.

Il faut dans une armée une entière unité de direction; il faut que toutes ses parties soient reliées par une parfaite discipline; et qu dit volontaire ne dit pas discipline, c'est souvent le contraire.

Une armée marche beaucoup, mais ne se bat pas tous les jours; les volontaires devront suivre les mouvements, être toujours en arrière, souvent éloignés de deux grandes étapes. Il faut se nourrir dans le pays déjà épuisé; ils n'auront aucune autorité pour faire des réquisitions; hommes et chevaux pâtiront, et souvent au moment où leur service dévoué serait réclamé le jour d'une grande bataille, le peu de volontaires valides seraient occupés à soigner les volontaires malades. Les cacolets n'auraient plus de mulets; car, vous le savez, Messieurs, les mulets comme les chevaux ont besoin de bons soins, de bonne nourriture en campagne; sans cela, ils meurent par centaines.

Ainsi, d'après moi, point de volontaires suivant l'armée; — mais cependant une place peut leur être assigné, ils peuvent y rendre de très-grands services. Cette place est celle d'infirmiers dans les hôpitaux organisés d'avance, en arrière de la ligne d'opération; là, ils rendront disponibles les infirmiers militaires, qui viendront sur le champ de bataille. Leur dévouement trouvera dans cette position un grand bien à faire; leur esprit dévoué et religieux mis au service de nos braves soldats blessés ou malades pourra apporter une véritable amélioration. Ils seront bénis pour les soins qu'ils auront donnés au corps et à l'âme. Cette mission est assez belle pour être enviée; mais là encore il faudra que le volontaire se ploie à la discipline, qu'il obéisse sans discuter; pour eux cela peut être difficile, mais l'esprit dévoué et religieux qui doit les animer leur donnera l'abnégation. Certaines corporations religieuses pourraient être d'un grand secours; on trouvera chez elles le dévouement uni aux habitudes d'ordre et de discipline, ainsi qu'à l'expérience des soins à donner aux malades.

Je ne veux pas parler ici des Sœurs de Charité; elles ont depuis longtemps fait leurs preuves, nos soldats les aiment et les vénèrent, elles ne peuvent être discutées.

En terminant, qu'il me soit permis de vous proposer, tout en rendant un éclatant hommage aux sentiments qui ont dirigé M. Dunant, de nous borner à exprimer le désir que (comme cela s'est fait lors de la guerre de Crimée), des Comités se forment pour réunir tous les moyens d'améliorer la position des malades, surtout des convalescents, et que si vous pensiez que l'appel des infirmiers volontaires puisse avoir un bon résultat, que ces volontaires ne soient employés que dans les hôpitaux de l'intérieur, et dans ceux créés dans les pays envahis à portée des armées.

M. le Président met aux voix les conclusions de ce rapport, qui sont adoptées à l'unanimité.

Paris. — Imp. de A. GUYOT et SCRIBE, rue Neuve-des-Mathurins, 18

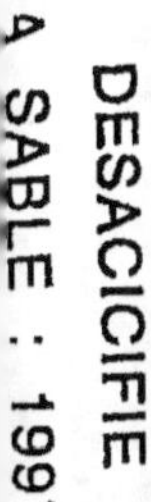